AF578970

DE
LA TUBERCULOSE
DES ANNEXES

PAR

Abel CAZENEUVE
DOCTEUR EN MÉDECINE

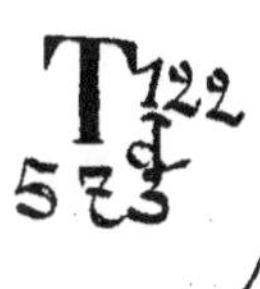

MONTPELLIER
IMPRIMERIE DELORD-BOEHM ET MARTIAL
ÉDITEURS DU NOUVEAU MONTPELLIER MÉDICAL

1901

DE
LA TUBERCULOSE
DES ANNEXES

PAR

Abel CAZENEUVE
DOCTEUR EN MÉDECINE

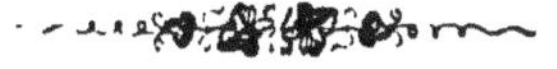

MONTPELLIER
IMPRIMERIE DELORD-BOEHM ET MARTIAL
ÉDITEURS DU NOUVEAU MONTPELLIER MÉDICAL

1901

A LA MÉMOIRE DE MA DIGNE MÈRE

A MON PÈRE

A MON FRÈRE LOUIS

A MON ÉPOUSE BIEN AIMÉE

A. CAZENEUVE.

A MES PARENTS

A MES AMIS

A. CAZENEUVE.

A MON PRÉSIDENT DE THÈSE

MONSIEUR LE PROFESSEUR ESTOR

A MONSIEUR LE PROFESSEUR TRUC

Témoignage de reconnaissance.

A CAZENEUVE.

DE

LA TUBERCULOSE DES ANNEXES

INTRODUCTION

Nous avons eu l'occasion d'observer dans le service de M. le Professeur Tédenat deux cas de salpingo-ovarite tuberculeuse.

L'intérêt que présentaient ces malades, dont nous avons pu voir simultanément évoluer une grande partie de la maladie, a fait naître, en nous, l'idée de faire quelques recherches sur les localisations de la tuberculose au niveau des trompes et des ovaires. C'est le résultat de ces recherches que nous donnons ici. Nous n'avons pas la prétention de faire ici une revue générale de la tuberculose annexielle.

Nous voulons surtout nous arrêter sur quelques considérations cliniques qui nous paraissent dignes d'attirer l'attention du médecin. Aussi donnons-nous un certain développement aux questions d'Etiologie, de Symptomatologie, de Diagnostic, passant rapidement sur les autres questions, qui ne présentent rien de particulier à l'annexite tuberculeuse ou qui ont déjà été l'objet de longs développements dans des travaux antérieurs.

Nous adressons nos remerciments à M. le Professeur Tédenat, qui nous a autorisé à prendre dans son service les deux observations que nous publions plus loin ; à M. le Professeur Estor, qui a bien voulu accepter la présidence de notre thèse ; à M. le Professeur Truc, qui, dans maintes circonstances, nous a témoigné une bienveillance dont nous avons été vivement touché et dont nous lui gardons une vive reconnaissance.

ÉTIOLOGIE

La tuberculose des annexes est plus fréquente qu'on ne le pense généralement, et la place qui est faite à cette affection dans les livres classiques ne nous paraît pas proportionnée à l'importance qu'elle a réellement dans l'histoire pathologique de la trompe et de l'ovaire.

Les salpingo-ovarites d'origine blennorragique ou puerpérale semblent absorber, à leur profit, l'attention de la plupart des auteurs, peut-être parce que leurs manifestations sont d'emblée plus bruyantes, leur évolution plus rapide et leur genèse plus apparente.

Et l'on conçoit que la localisation tuberculeuse soit assez souvent méconnue au niveau des organes génitaux internes de la femme : d'une part, en effet, la torpidité de son allure clinique rend le diagnostic difficile ou impossible, surtout dans les cas, rares à la vérité, où elle reste cantonnée à l'ovaire ; d'autre part, elle confond quelquefois ses signes avec des manifestations concomitantes ou consécutives, telles que la pelvi-péritonite ou la péritonite généralisée. Nous verrons ultérieurement comment on pourra arriver tout au moins à un diagnostic de probabilités ; examinons quel est le point des annexes pour lequel le bacille de Koch semble avoir une prédilection et voyons si l'on peut en donner la raison.

On s'accorde aujourd'hui à reconnaître que la trompe est de beaucoup le plus souvent atteinte par la tuberculose.

Mac Ardle (American Journ. of Obstetric, déc. 1896), après

avoir insisté sur la fréquence de la tuberculose des organes génitaux de la femme, indique ainsi par ordre de fréquence les régions atteintes : trompes, corps de l'utérus, ovaire, vagin, col, vulve.

Presque dans tous les cas, les trompes sont lésées ; en effet, elles ne sont pas, comme le vagin, munies d'un épithélium pavimenteux et d'une sécrétion acide qui les préservent contre les envahissements microbiens, venus du dehors ; elles n'ont pas la vitalité intense de l'utérus, mais elles constituent au contraire, fermées qu'elles sont à leurs deux extrémités par deux orifices resserrés, une cavité close, à petits replis, bien propre à la pullulation du bacille de Koch.

L'ovaire au contraire, par sa structure bien spéciale, par sa situation à peu près hors d'atteinte des germes venus de l'extérieur, ne sera accessible qu'à l'infection venue par la voie sanguine ou propagée par contiguité avec la trompe. Mais ces rapports de contiguité sont assez intimes pour que les deux organes se confondent assez souvent en une même masse tuberculeuse et qu'il y ait lieu de décrire *l'annexite tuberculeuse* plutôt que la salpingite ou l'ovarite tuberculeuses. Indiquons en terminant, pour donner une idée de la fréquence de ces localisations, que Daurios (Th. de Paris, 1889), sur 72 cas de tuberculose génitale, relève 64 cas de salpingite tuberculeuse, dont 19 coïncident avec un utérus tuberculeux et 55 sont isolées ou réunies à l'ovarite tuberculeuse.

Quelles sont maintenant les CAUSES PRÉDISPOSANTES qui appelleront la tuberculose sur l'appareil utéro-ovarien, qui mettront ces organes en état de moindre résistance vis-à-vis du bacille de Koch ?

Comme pour la plupart des lésions annexielles, l'*âge* le plus favorable est celui de l'activité génitale, c'est-à-dire entre 18 et 45 ans. Toutefois nous avons pu relever des observations de malades âgées de 13 ans et demi (Monod, *Bulletin de la Société anatomique*, 1867). 9 ans (*Id.*). 6 ans (Talamoz, *Archives de gynécologie*, 1878) et par contre une malade de 63 ans (Malthe).

La grossesse, l'accouchement, l'avortement, constituent un surmenage, réalisant un traumatisme qui ne saurait être indifférent pour l'appareil génital de la femme.

L'accouchement, surtout, provoque une plaie utérine qui pourra faciliter l'accès du bacille de Koch, comme elle ouvre la porte aux autres agents infectieux ; aussi voyons-nous que la malade qui fait l'objet de notre observation II, a présenté les premiers symptômes douloureux quelques semaines après un accouchement.

La *blennorragie* compte aussi parmi les causes qui peuvent appeler la tuberculose sur la trompe de l'ovaire ; c'est là, d'ailleurs, un fait que l'on peut enregistrer souvent dans l'histoire de la tuberculose en général.

Tout organe, tout point de l'organisme, dont la vitalité aura été diminuée par une atteinte antérieure, quelle qu'en soit la nature, sera de bonne prise pour la tuberculose, et nous n'avons qu'à rappeler combien il est fréquent de voir les adénites d'inflammation banale se transformer en adénite tuberculeuse, surtout chez les enfants et les adolescents, avec quelle facilité une arthrite tuberculeuse peut succéder à une simple entorse, ou à une arthrite blennorragique. Il n'y a donc rien d'étonnant à ce que, dans les annexes de la femme, comme dans les articulations, le gonocoque vienne frayer le chemin au bacille de Koch.

Enfin, l'*hérédité*, qui domine l'étiologie de toute tuberculose, se retrouve ici avec son habituelle importance. Il nous a paru cependant qu'on la retrouvait un peu moins souvent dans la salpingo-ovarite tuberculeuse que dans toute autre localisation de même nature. Peut-être les causes prédisposantes que nous venons d'énoncer préparent-elles suffisamment le terrain à un microbe dont l'accès jusqu'aux organes génitaux internes sera singulièrement facilité par les circonstances étiologiques que nous allons étudier maintenant.

Les causes occasionnelles se rencontreront fréquemment et auront une grande importance chez une femme ainsi prédisposée. Elles pourront, suivant leur nature, donner naissance à une tuberculose secondaire ou primitive.

La *salpingite tuberculeuse secondaire* est la plus fréquente, et la propagation se fera, soit par la voie sanguine si c'est le poumon qui est en cause, soit directement, par continuité de tissu, et l'on comprendra combien ce mode de transmission peut être fréquent si l'on songe que la tuberculose semble avoir une prédilection pour les organes du petit bassin. Au premier rang nous devons citer la tuberculose de l'utérus, qui est suivie de salpingite tuberculeuse d'une façon à peu près constante; en effet, nous avons pu relever des observations de salpingite tuberculeuse sans endométrite tuberculeuse, mais les faits contraires sont des plus rares; le péritoine qui tapisse le petit bassin pourra transmettre l'infection tuberculeuse aux annexes qu'il revêt, quel qu'ait été le mode suivant lequel il s'est lui-même tuberculisé — toutefois c'est plus souvent le contraire qui arrive : pelvi-péritonite tuberculeuse, succédant à une salpingo-ovarite de même nature.

Le rectum, l'S iliaque, la vessie, le vagin, sont des sièges assez fréquents de tuberculoses locales pour que la propagation aux trompes et aux ovaires puisse s'observer souvent. Ainsi que nous l'avons dit, la continuité ou l'intimité des rapports vasculaires en seront une suffisante explication. Il est même probable que la localisation qui nous intéresse ici passe souvent, en pareille circonstance, complètement inaperçue. Cornil a trouvé la tuberculose génitale une fois sur cinquante femmes mortes de tuberculose pulmonaire. Divers auteurs ont fait la même recherche et ont pu constater chez des tuberculeuses pulmonaires des métastases annexielles qui n'avaient, durant la vie, donné lieu à aucun symptôme.

L'envahissement secondaire semble donc bien le plus fréquent, surtout si l'on tient compte des cas latents, que la prédominance du foyer primitif ne permet pas de déceler. Mais ce mode d'apparition ne présente ici rien de bien particulier. Aussi la *salpingo-ovarite tuberculeuse primitive* nous semble-t-elle beaucoup plus intéressante. Cet envahissement primitif peut avoir deux origines principales : la voie sanguine et la voie vagino utérine, que l'on peut aussi appeler voie interne et voie externe.

Dans le premier processus, que beaucoup d'auteurs, tels que Pozzi, considèrent comme le plus fréquent, l'organisme a été envahi par le bacille de Koch, qui a pu pénétrer par la voie respiratoire, digestive, cutanée ; ultérieurement, ce germe a choisi pour sa localisation la trompe ou quelquefois l'ovaire présentant à ce moment l'une quelconque des causes prédisposantes précédemment énumérées, l'instauration des règles assez souvent. Il semble, en effet, que cette genèse de la bacillose annexielle doive surtout être invoquée quand il s'agit de jeunes filles vierges, qui ont eu moins d'occasion d'être infectées par la voie vagino-utérine ; au reste, la tuberculose est, au début, une affection éminemment vasculaire, ainsi que l'a montré Kiener, et l'hyperhémie mensuelle de l'ovaire pourra bien justifier la fréquente localisation du tubercule à la région des organes génitaux internes.

Mais il nous semble que la théorie de l'infection par voie sanguine ne doit pas s'appliquer à la plupart des cas de tuberculose primitive des annexes, et ce qui fait l'intérêt du chapitre *Etiologie*, dans la maladie qui nous occupe, c'est de savoir combien est fréquent l'envahissement des trompes par des germes apportés directement du dehors, et quels sont les modes d'arrivée de ces germes.

Nous devons indiquer d'abord le contact direct d'objets souillés avec les organes génitaux externes ou internes ; c'est ainsi que des linges qui auront été au contact de crachats tuberculeux, des canules ayant servi aux soins de toilette d'une femme atteinte de tuberculose de la vulve, du vagin ou de l'utérus, pourront, chez une deuxième personne, apporter le bacille de Koch au niveau de la vulve, du vagin, du col de l'utérus et donner lieu à un envahissement des trompes ; c'est ainsi que la cohabitation avec des tuberculeux aura pu expliquer l'apparition de bacilloses génitales, surtout dans les milieux où l'on se sera départi d'une désinfection rigoureuse. Il semble que le bacille de Koch, déposé sur les premières voies génitales, ait un chemin bien long à parcourir pour aller se localiser définitivement sur les trompes. Mais il ne faut pas oublier que l'épithélium pavimenteux et la sécrétion acide du vagin, d'une part, la vitalité interne et la desquamation menstruelle de l'utérus, d'autre part, pourraient empêcher l'élément infectieux de se greffer à leur niveau, tandis que la trompe, avec son épithélium cylindrique et sa cavité presque close, en fait un bien meilleur milieu de culture, qu'entretient une sécrétion un peualcaline.

Et maintenant la tuberculose primitive des annexes peut-elle avoir pour origine le coït avec un homme atteint de tuberculose génitale ou autre ? Depuis longtemps la question a été posée sous cette forme plus générale. Le sperme d'un individu tuberculeux renferme-t-il des bacilles de Koch, qui pourront infecter l'organisme de la femme ? Il semble bien que l'on puisse aujourd'hui résoudre cette question par l'affirmative.

Déjà Conheim avait émis l'hypothèse que l'on pouvait contracter de la tuberculose génitale par les rapports sexuels avec un partenaire tuberculeux. Mais c'est une théorie qu'il se propose d'étudier, et non point encore un fait acquis. Un peu plus tard, en 1883, Verneuil pense que le coït peut être l'origine d'une tuberculose génitale primitive, qui serait alors due à la « progression du microbe tuberculeux à travers les voies génitales inférieures jusqu'en un point de l'appareil où il trouve les conditions locales favorables à son installation et à son développement». Verchère reprend ces idées dans sa thèse sur « Les portes d'entrée de la tuberculose», et, depuis cette époque, des faits, tant expérimentaux que cliniques, sont venus montrer que l'infection bacillaire des voies génitales peut trouver une explication étiologique suffisante dans un coït avec un tuberculeux.

Voyons d'abord les résultats auxquels aboutit l'expérimentation :

Landouzy et Martin inoculent dans le péritoine d'un cobaye la pulpe d'un testicule sain en apparence, mais pris sur un cobaye tuberculeux, le premier cobaye meurt tuberculeux. La même expérience est répétée avec le seul sperme pris dans les vésicules séminales de deux cobayes tuberculeux ; elle est suivie du même résultat positif. Gœrtner, pour obtenir du sperme encore plus pur, provoque l'éjaculation chez des cobayes tuberculosés, inocule le sperme obtenu dans le péritoine de 32 cobayes, et, sur ce nombre, 5 meurent tuberculeux au bout d'un temps toujours assez long (de 4 mois à 1 an). Le même auteur put, d'ailleurs, constater que, 9 fois sur 59, la cohabitation avec des mâles tuberculeux avait provoqué chez les femelles l'apparition de tuberculoses d'origine génitale.

Il semble bien, de par ces expériences que nous résumons, que le sperme des animaux tuberculeux peut contenir des bacilles de Koch, et que la tuberculose génitale des femelles peut avoir sa cause dans les rapports sexuels avec un mâle bacillaire. Il serait peut-être légitime de conclure, par analogie, de l'homme aux animaux. Mais il est des faits plus probants qui concernent l'homme lui-même, et qui sont bien susceptibles, pensons-nous, d'apporter la conviction. Solles (*Journal de médecine de Bordeaux, 1892*) tuberculise des cobayes par injection péritonéale de sperme pris sur des cadavres de tuberculeux. Spano, de Messine, obtient les mêmes résultats avec du sperme recueilli sur des cadavres de tuberculeux, mais dont l'appareil génital était sain en apparence. Un élève de Virchow, Jani, a pu faire des constatations plus précieuses encore ; il examine huit testicules pris sur des cadavres de phtisiques, et peut, cinq fois, observer des bacilles à l'intérieur des canalicules séminifères ; quatre fois, la prostate renfermait aussi des bacilles de Koch, et cependant, dans tous ces cas, l'appareil génital était d'apparence saine et ne présentait aucune autre altération histologique. Weighert rencontre aussi des bacilles dans le sperme et dans les trompes de sujets tuberculeux, bien que leurs organes génitaux fussent d'apparence saine. Ces faits expérimentaux apportent un enseignement précieux, car le contrôle en est rigoureux, mais l'observation clinique n'est pas moins instructive.

Et d'abord, chez les animaux, il est des faits bien significatifs. C'est ainsi qu'un taureau tuberculeux, dont Haartisch rapporte l'histoire, souvent citée depuis, contamine 60 vaches jusque-là fort saines ; c'est ainsi encore que Baumgarten trouve le bacille de Koch dans l'ovule d'une lapine fécondée par un mâle tuberculeux. Pour ce qui est de l'homme uniquement, les faits tendent à devenir de jour en jour plus nombreux.

Fernet, Bouis, Richard, ont rapporté des exemples de

salpingo-ovarites tuberculeuses qui semblaient bien avoir pour origine des rapports sexuels avec des maris tuberculeux. Deux cas peuvent se présenter ici : le mari peut être un tuberculeux pulmonaire vulgaire ou présenter des localisations génitales. Dans cette dernière circonstance, la contamination est facile à concevoir ; l'épididyme, le cordon, les vésicules séminales, le testicule, la prostate, les glandes de Cooper, qui peuvent être atteints, renfermeront des liquides chargés de produits tuberculeux et de bacilles de Koch. Après avoir été déposés dans le vagin et à l'orifice du col, ils pourront remonter jusqu'aux trompes, qui sont, ainsi que nous l'avons dit, particulièrement disposées à les recevoir. Ce mécanisme semble bien applicable à la malade de Derville (Thèse de Paris 1889, obs. VII), qui n'avait jamais présenté aucun symptôme de tuberculose, et qui, au moment de son entrée à l'hôpital pour tuberculose génitale, tousse depuis six semaines et présente déjà des signes de tuberculose pulmonaire au début ; or, son mari a une épididymite tuberculeuse et des sommets tuberculeux. De même, encore dans la thèse de Derville, l'observation VIII nous présente une femme, sans antécédents phymotiques, qui tousse depuis trois semaines seulement, qui présente des lésions de tuberculose utérine, et dont le mari est atteint de tuberculose pulmonaire et épididymaire. Nous avons entendu M. le professeur Tédenat citer l'histoire d'une malade à qui il fit l'ablation d'une volumineuse salpingo-ovarite développée aux dépens des annexes gauches, et dont le professeur Kiener affirma la nature tuberculeuse ; cette malade avait joui d'une parfaite santé jusqu'au jour où elle avait eu des rapports avec un mari qui devait mourir tuberculeux, et qui présentait des lésions épididymaires, probablement bacillaires. Les faits cliniques dont nous avons eu connaissance se rapportent à des hommes qui présentaient de la tuberculose des organes génitaux.

Un homme qui est simplement porteur de lésions tuberculeuses pulmonaires peut-il aussi contaminer une femme par le coït? Nous ne connaissons pas de fait absolument convaincant à cet égard; les observations ci-dessus rapportées, de Solles, de Spano, de Jani, semblent bien établir la possibilité d'une contagion, même dans cette dernière circonstance; quoi qu'il en soit, la possibilité d'une localisation tuberculeuse primitive du côté des annexes nous semble bien établie, ainsi que l'avait déjà indiqué Brouardel dans sa thèse de 1865. La contamination par le coït doit tenir une grande place dans l'étiologie de cette maladie, et la fréquence de ce mode d'invasion nous semble prouvée par l'immunité relative dont jouit l'ovaire dans les cas de tuberculose primitive; il est, en effet, d'accès difficile à tout agent infectieux venu par la voie vagino-utérine.

Quant à LA CAUSE EFFICIENTE, c'est le bacille de Koch, qui ne présente ici aucune particularité digne de nous arrêter longuement. Nous verrons au chapitre de l'anatomie pathologique quelles sont les lésions qu'il peut provoquer. Indiquons simplement que les bacilles de Koch, lorsqu'ils sont transmis par les rapports sexuels, doivent être peu nombreux ou peu virulents. Les animaux inoculés, dans les expériences de Gærtner, avec du sperme tuberculeux, ont toujours une longue survie; ce fait pourrait expliquer aussi que la contamination produite par un sujet infecté sur son conjoint soit moins fréquente que ne semblerait l'indiquer le nombre des tuberculoses génitales.

ANATOMIE PATHOLOGIQUE

Quelles sont les lésions que peut produire le bacille de Koch une fois qu'il a pénétré dans la trompe ou l'ovaire par l'un des processus que nous venons d'indiquer ? Les désordres que rencontre successivement le bistouri du chirurgien ou le scalpel de l'anatomo-pathologiste varient suivant que l'on a affaire à un cas récent ou ancien ; aussi croyons-nous que la division de ce chapitre suivant ces deux modalités facilitera la description assez complexe des lésions.

1° Dans les CAS RÉCENTS, qui sont le moins souvent observés, la réaction péritonéale n'a pas encore eu le temps de se faire ; cette séreuse est encore peu modifiée, l'ascite existe à peine, les adhérences commencent à se former, mais sont encore peu résistantes ; tout le processus destructif est resté confiné du côté de la *trompe*, qui présente le maximum des lésions et d'où sembleront irradier tous les désordres. Habituellement, les deux trompes sont intéressées bien qu'à des degrés divers et offrent un aspect assez constant dans les différents cas. C'est un prolapsus de l'organe malade en arrière de l'utérus, dans le Douglas, beaucoup plus rarement en avant ; c'est dans cette position qu'on la trouvera plus tard fixée par des adhérences péritonéales.

En même temps, elle a acquis une consistance ferme, quelquefois ligneuse, un aspect bosselé qui l'a fait comparer à une sangsue gorgée de sang ; son volume est augmenté d'une façon variable et irrégulière ; des fausses membranes la recouvrent, mais elles sont encore peu adhérentes et permettent son ablation ; on peut alors constater qu'elle est presque exclusivement dilatée dans ses deux tiers externes, et assez souvent qu'elle présente, à sa surface, des granulations du volume d'une tête d'épingle ou un peu plus grosses ; les petites néoplasies tuberculeuses se retrouvent d'ordinaire dans la paroi tubaire et peuvent par leur confluence constituer des nodosités interstitielles que révélera la palpation et que montrera bien la coupe de l'organe. Cette coupe met alors bien en évidence l'épaississement de la paroi, où se confinent au début les lésions tuberculeuses, ce qui justifie bien le nom de « interstitielle », qu'attribue Daurios, dans sa thèse, à cette forme de lésions bacillaires.

La muqueuse n'est que tardivement atteinte, et c'est alors le chorion muqueux qui est infiltré de follicules tuberculeux avec leur structure habituelle de cellule géante, qu'entoure une double couronne de cellules épithélioïdes et de cellules embryonnaires. Cette muqueuse peut encore conserver son aspect lisse ou présenter des végétations, elles-mêmes farcies de follicules tuberculeux. Enfin la cavité tubaire peut renfermer un liquide muqueux ou purulent, transformée qu'elle est en un sac clos par la complète oblitération de ses deux orifices utérin et péritonéal.

L'*ovaire* est souvent intact à la phase que nous étudions, ou tout au moins présente-t-il d'ordinaire un aspect normal. Cependant la coupe pourra révéler des lésions localisées, surtout dans la couche ovigère. Ce seront au début des nodules grisâtres, vrais tubercules crus, qui pourront ultérieurement dégénérer en masses caséeuses, pour former enfin les grands abcès que l'on trouve dans les cas anciens. Mais toutes ces lésions sont assez tardives, et nous pouvons retenir que l'ovaire semble relativement réfractaire à la tuberculose.

2° Les cas anciens offrent des altérations dont la complexité, la variabilité, rendent la description moins schématique. Le péritoine a eu le temps de manifester sa souffrance, et l'on s'en aperçoit déjà avant d'ouvrir cette séreuse ; le *tissu cellulaire sous péritonéal* est épaissi, densifié, et dans un cas opéré par M. le professeur Tédenat, que nous rapportons plus loin, il formait une véritable couche lardacée, résistante, épaisse de un centimètre environ. Après incision du péritoine, il est fréquent de voir s'échapper une quantité variable de *liquide ascitique*, qui traduit encore la réaction de la séreuse péritonéale, et qui peut faire prévoir l'existence d'une péritonite plus ou moins généralisée.

Chez les deux malades qui ont été le point de départ de notre thèse, l'incision de M. le professeur Tédenat donne issue à une quantité assez considérable de liquide séreux citrin : 10 litres environ dans un cas, 5 à 6 litres dans l'autre. Et l'on put voir après évacuation de la sérosité, que les *anses intestinales*, déjà un peu épaissies, étaient recouvertes de formations tuberculeuses, dont le volume variait depuis celui d'une tête d'épingle jusqu'à celui d'un gros pois. En effet, les manifestations de péritonite tuberculeuse généralisée ne sont pas rares en pareil cas, et nous avons pu le relever dans plusieurs observations.

L'on sait en effet depuis longtemps que le péritoine est le réactif par excellence des lésions de l'appareil génital, et il semble que cela soit surtout vrai quand il s'agit de tuberculose ; de toutes les affections des trompes, la tuberculose est en effet celle qui provoque le plus souvent l'inflammation chronique du péritoine, que cette inflammation soit généralisée, ainsi que nous venons de le voir, ou localisée. Dans ce dernier cas, il se forme des adhérences qui rendent les interventions si malaisées et unissent intimement les trompes aux organes voisins : ovaire, utérus, vessie, épiploon, S iliaque, rectum.

Le petit bassin peut être véritablement comblé par ces néoformations, où le péritoine, épaissi, engaîne, comme dans un ciment, et rend inséparables les divers organes pelviens. Le détroit supérieur peut être franchi, et l'on observe alors de volumineuses tumeurs abdominales, constituées par du tissu tuberculeux ou des gâteaux facilement accessibles par le palper abdominal. Ainsi se constituent de véritables abcès froids, de dimension et de nombre variables, qui pourront ultérieurement s'ouvrir à l'extérieur. Dans une très intéressante observation de « tuberculisation primitive des ovaires, des trompes et de l'utérus », Courty (*Traité pratique des maladies de l'utérus*, pag. 1152) trouve « dans la fosse iliaque droite une tumeur irrégulière, volumineuse. Le cæcum en forme une portion, il est uni aux parties voisines par des adhérences excessivement intimes, dans lesquelles on reconnaît des exsudations anciennes de matière plastique infiltrée de pus.

Dans cette tumeur, fixée d'une manière immobile aux parties molles de la fosse iliaque, sont contenus et cachés : l'ovaire, la trompe et le ligament rond du côté droit. De nombreuses brides pseudo-membraneuses épaisses et du pus contenu dans les aréoles formées par leur entrecroisement, prolongent la tumeur dans la cavité pelvienne, jusque sur le côté droit et postérieur de l'utérus, où elle avait paru bilobée au toucher. La trompe et l'ovaire sont surtout englobés dans la tumeur : une dissection minutieuse permet de les en séparer, mais non pas sans ouvrir le cæcum, surtout lorsqu'on pousse trop loin les recherches. »

Ces lignes nous ont paru donner une idée assez claire des lésions que l'on retrouve, avec quelques variantes, dans beaucoup de cas. L'on comprend combien il sera difficile d'isoler et d'enlever des *trompes*, ainsi profondément tombées dans le Douglas, et ensevelies sous des adhérences qui soudent entre eux tous les organes voisins. Lorsque, avec des précautions, on y aura pourtant réussi, on aura entre les mains des organes salpingiens, dont les dimensions peuvent être fort accrues. C'est ainsi que, dans un cas de Horteloup et Routier (obs. XXII de la thèse de Daurios), une dilatation de la trompe gauche en impose pour un kyste de l'ovaire au début. On sait d'ailleurs que les dilatations tubaires renfermant 1 à 2 litres de liquide ne sont pas très rares et rendent le diagnostic hésitant (Communication de Bouilly, Marchand, Lucas-Championnière à la Soc. de chirurgie, nov. 1890). Si on pratique une coupe de la trompe, on constate des lésions qui peuvent, semble-t-il, se ramener à trois variétés, et chacune est l'aboutissant possible de la forme interstitielle, qui est la plus fréquente, au début de l'infection : la *forme scléreuse* est peut-être parmi les plus rares ; la face interne de la trompe est remplacée par une couche de tissu embryonnaire qui remplace la muqueuse ; le reste de la paroi présente un épaississement fibreux avec infiltration de follicules tuberculeux. Dans ces cas, l'on peut observer quelquefois une diminution de volume des organes génitaux internes, ainsi que nous l'indiquons dans un cas de M. le professeur Tédenat.

Dans *la forme abcédée*, la trompe, plus volumineuse, renferme un liquide de quantité et d'aspect variables ; il peut être séro-purulent, caillebotté avec ou sans grumeaux, quelquefois caséeux. Enfin, dans la *forme scléro-caséeuse*, la paroi, épaissie et fibreuse, peut contenir, aussi, des produits caséeux ou séreux dont l'abondance ira, dans certains cas, jusqu'à transformer la trompe en un véritable kyste.

Les lésions microscopiques sont d'une haute importance ; c'est d'après leur constatation que l'on fera le diagnostic, car l'examen microscopique est, d'ordinaire, impuissant à découvrir le bacille de Koch dans ces produits ; bien que Hégar,

Doyen, aient pu le déceler dans certains cas, Cornil, Orthmann, Jacobs, ont fait des recherches infructueuses, et ont pu simplement constater la présence du follicule tuberculeux ; il est vrai que l'inoculation et la culture donnent presque toujours des résultats positifs.

Ces altérations salpingiennes se propagent presque toujours, avons-nous dit, aux organes voisins, et tout d'abord à l'ovaire.

L'*ovaire*, bien qu'il puisse rester indemne, est ordinairement envahi au cours de la salpingite tuberculeuse. Il est ordinairement entouré par les flexuosités de la trompe et perdu dans les adhérences péritonéales, qui rendent ces organes inséparables. Dans les cas un peu avancés que nous étudions, dans ce paragraphe, on pourra constater, soit des lésions en foyer, intéressant surtout la couche ovigère et arrivant à la caséification ou à la suppuration, soit de grands abcès qui ont détruit toute la glande, et sont constitués par du pus séreux, grumeleux, mal lié, ou quelquefois, assez épais.

L'*utérus* présente souvent de la métrite tuberculeuse hypertrophique, surtout dans les cas où les lésions de la trompe dépassent le tiers interne de ce conduit. Il peut être alors difficile de dire sur laquelle de ces deux portions de l'appareil génital s'est fait le début de la bacillose.

L'*appareil urinaire* a bien été dans quelques cas infecté secondairement à une tuberculose des trompes, mais ces faits constituent l'exception et la bacillose des organes urinaires est, chez la femme, presque toujours primitive.

L'*intestin* est susceptible de présenter des granulations, de l'épaississement, des adhérences ; nous avons déjà indiqué ces altérations, d'ailleurs assez banales, et nous croyons inutile d'y insister.

Enfin la *plèvre* est souvent le siège d'une inflammation sur laquelle insistait, à juste titre, Laroyenne, de Lyon, et qui est due aux rapports intimes qu'affecte la grande séreuse thoracique avec la séreuse abdominale, si vivement impressionnée par la tuberculose des annexes. Cette pleurésie transdiaphragmatique ascendante pourra affecter la forme sèche ou s'accompagner d'épanchement et sera, quelquefois, d'un précieux secours pour le diagnostic.

Nous ne nous arrêterons pas sur les autres localisations banales de la tuberculose au niveau du poumon, des méninges, du rein ; elles n'offrent, ici, rien de spécial.

Indiquons, enfin, que les différentes collections tuberculeuses formées à l'intérieur des trompes, des ovaires ou dans les adhérences péritonéales pourront, à la longue, s'ouvrir spontanément dans les organes voisins, tels que la vessie, le rectum, l'S iliaque, le vagin, ou même à la peau, dans la région inguinale et donner ainsi naissance à des trajets qui se fistulisent. Nous y reviendrons au sujet des symptômes, que nous allons maintenant envisager.

SYMPTOMES

Ils sont très complexes dans la maladie que nous étudions. On peut en préjuger déjà en considérant combien les lésions sont multiples et étendues. Il faut nous attendre à trouver ici, d'une part, les signes des salpingo-ovarites en général, et encore sont-ils compliqués de désordres que l'on ne trouve guère dans les cas où l'inflammation des annexes est de nature gonococcique ou streptococcique ; d'autre part, les symptômes généraux, qui traduisent l'envahissement de l'organisme par la tuberculose.

La division en formes latentes, aiguës, chroniques, nous a paru à la fois simple et en rapport avec la réalité des faits.

1° *Formes latentes.* — Dans la grande majorité des cas, la tuberculose des annexes débute insidieusement, mais il est des faits où cette phase silencieuse semble, en quelque sorte, constituer toute la maladie. C'est à peine si l'on constate quelques vagues symptômes d'une atteinte péritonéale ou génitale, tels que coliques, pesanteur dans le bas-ventre, irrégularité de la menstruation, toutes manifestations trop vagues pour permettre au médecin d'établir un diagnostic. Puis surviennent, brusquement, des symptômes généraux quelquefois très dramatiques, tels que fièvre élevée, diarrhée, vomissements, douleurs de ventre, qui font songer à une infection aiguë et peuvent égarer le diagnostic vers diverses hypothèses, telles que fièvre typhoïde, pneumonie, tuberculose miliaire aiguë. Ce n'est qu'à l'autopsie qu'est révélée la tuberculose annexielle primitive, d'où étaient parties les localisations secondaires qui avaient donné lieu à des symptômes plus bruyants. Un cas bien instructif à cet égard est celui que rapporte Courty dans son *Traité pratique des maladies de l'utérus*, p. 1155 :

« Tuberculose obscure de l'utérus et des trompes » — Fille de 20 ans, réglée depuis l'âge de 16 ans, mais seulement tous les 3 ou 4 mois ; depuis un an, sans troubles particuliers, aménorrhée complète. A la suite d'une dysenterie, surviennent des accidents de perforation intestinale qui l'emportent rapidement. Outre les lésions de la péritonite, il y avait quelques tubercules crus pulmonaires, les cavités utérines et tubaires étaient remplies de tubercules. Ce qu'il y a de remarquable dans ce fait, c'est que, trois semaines avant sa mort, la malade avait l'apparence de la santé.

2° *Formes aiguës*. — Ici les symptômes utéro-annexiels sont un peu mieux caractérisés ; la leucorrhée, la dysménorrhée, sont des symptômes fréquents ; les douleurs abdominales sont souvent très vives, la malade dépérit rapidement jusqu'au jour où le progrès des lésions aboutit à la généralisation tuberculeuse ou à la pelvi-péritonite qui emportent la malade. Nous avons pu retrouver quelques observations qui répondent à cette description ; toutefois, la plupart des cas évoluent suivant le mode chronique, le plus important, qu'il nous reste à voir.

3° *Formes chroniques*. — Ces formes présentent, ainsi que nous l'avons dit, une grande variété de symptômes, et nous les diviserons en fonctionnels, physiques et généraux.

Les symptômes fonctionnels sont les premiers en date. C'est souvent à l'occasion d'une grossesse, ou peu de temps après un accouchement, comme dans notre observation II, que la malade éprouve quelques troubles dans les menstruations. Les règles perdent de leur régularité, durent souvent un peu plus que normalement et sont l'occasion de douleurs quelquefois très ives. Ces altérations de la fonction menstruelle s'accentuent de plus en plus, et il n'est pas rare de les voir aboutir à l'aménorrhée, quand la maladie est ancienne. De même, les douleurs ne font que s'accroître dans leur intensité et leur durée, et elles prennent bientôt une importance de premier ordre. Leur point de départ est dans le petit bassin, de chaque côté de l'utérus, mais les irradiations ne tardent pas à se faire, du côté du sacrum d'abord, et c'est là, au bas des reins, que les malades signalent les souffrances les plus pénibles. Ce signe, très important, pourra établir le point de départ annexiel dans certains cas où l'évolution ultérieure de la maladie ferait songer à une tumeur quelconque du petit bassin ou à une banale péritonite tuberculeuse. Mais les irradiations se font aussi dans la région lombaire, à l'épigastre, dans les cuisses ; elles s'exaspèrent sous l'influence de la fatigue, de la défécation, du coït ; toutes circonstances qui, d'ailleurs, pourront non pas seulement amener une aggravation passagère des symptômes, mais provoquer une véritable pelvi-péritonite ; et l'on sait que, chez certaines malades, les grandes étapes de la salpingo-ovarite tuberculeuse sont marquées par des poussées de péritonite pelvienne. Et alors la douleur atteint une violence qui rend toute exploration impossible. Non seulement le palper abdominal, mais même le seul poids des couvertures, deviennent insupportables ; la fièvre apparaît, le pouls est fréquent, l'amaigrissement et la pâleur s'accentuent, de continuels vomissements fatiguent la malade ; tout cela dure quelques semaines et disparaît en laissant, toutefois, une notable aggravation de tous les symptômes qui existaient avant. Nous avons rencontré ce syndrome dans la plupart des observations ; l'une des plus nettes à ce point de vue est l'histoire de cette infirmière, que rapporte Joly dans sa thèse (Observ. I). En trois ans, elle eut six atteintes très aiguës de pelvi péritonite, et l'intervention chirurgicale, enfin acceptée, révéla une tuberculose de l'utérus et des annexes. Nous devons ajouter, pour compléter la liste de ces symptômes fonctionnels, la constipation, qui est due peut-être à ce que la défécation est très douloureuse, la fréquence de la miction, la leucorrhée qui est habituelle. Tous ces symptômes qui, pendant des mois et des années, ne font qu'augmenter d'intensité, pourront s'amender tout d'un coup, s'il se produit une ouverture spontanée des collections purulentes à l'extérieur, ou dans un organe du voisinage. Nous y reviendrons

Les *symptômes physiques* ne sont pas moins importants.

La simple inspection, à la vue, pourra rester négative, mais bien souvent, surtout quelques mois après le début de la maladie, elle révèlera une augmentation de volume du ventre contrastant avec la maigreur de la malade, et qui peut être due à deux causes principales : le ballonnement ou l'ascite. Et dès maintenant nous voulons insister sur la fréquence et l'importance de ce ballonnement et surtout de cette ascite, qui s'observent, semble-t-il, plus souvent que ne l'ont décrit les classiques, qui ne font pas partie du tableau habituel des autres salpingo-ovarites et qui, suivant M. le professeur Tédenat, peuvent être d'un grand secours dans le diagnostic précis de l'affection. Et, par contre, nous verrons à propos du diagnostic, de combien d'erreurs ce signe peut être l'origine, si l'on n'a pas cette notion bien présente à l'esprit. Nous avons eu souvent l'occasion de noter ce symptôme au cours des observations que nous avons parcourues, nous ne citerons ici que les plus importantes. C'est ainsi que Verneuil (Thèse de 1880, pag. 131), Routier (Mém. lu à la Soc.

de Chir., 14 novembre 1888), signalent le ballonnement avec sonorité. Et les malades qui font le sujet de nos observations I et II, présentaient, dès leur entrée à l'hôpital, c'est-à-dire quelques mois après le début des accidents, une augmentation très considérable du volume du ventre ; au début, la sonorité de tout l'abdomen indiquait assez qu'il s'agissait de ballonnement, un peu plus tard, l'ascite était manifeste et fut évacuée au moment de l'opération. Cette ascite est en rapport avec l'inflammation chronique du péritoine, qui survient fatalement dans la salpingo-ovarite tuberculeuse ; si la réaction n'est pas assez rapide pour produire la pelvi-péritonite à lésions localisées, on observera la péritonite généralisée, plus ou moins latente et accompagnée d'ascite. Dans l'observation de Routier, déjà citée, le péritoine épaissi renferme une petite quantité de liquide ascétique, de même l'observation de Malthe, rapportée dans la Thèse de Daurios (Obs. XXI), l'observation d'Hégon (Observation XXXIV, de la Thèse de Daurios), l'observation de Homans (Thèse Cancel, 11 février 1888), l'observation de Sport, rapportée encore dans la Thèse de Daurios (pag. 167), une observation de Chandeler, une observation de Fernet et Deville (Thès. de Fernandez, pag. 64), sont tout autant d'exemples, choisis parmi les plus typiques, qui donnent une idée suffisante de la fréquence avec laquelle on rencontre l'épanchement ascétique dans la maladie que nous étudions. L'on comprend donc que Kivish ait considéré ce symptôme comme à peu près constant dans la tuberculose des annexes, que Courty lui ait attribué une grande importance et que M. le professeur Tédenat en fasse un des signes les plus précieux pour dénoncer la nature tuberculeuse des inflammations annexielles.

Les autres procédés d'exploration, qui, théoriquement, devraient donner des résultats précis, sont difficiles à mettre en pratique à cause du ballonnement, de l'ascite dont nous avons vu la fréquence et surtout à cause des douleurs qu'ils provoquent. Mais cette douleur même est un signe important. Elle est vive, surtout au voisinage immédiat de l'utérus, et dans les fosses iliaques; le palper profond permettra de percevoir des masses bosselées ou irrégulièrement arrondies occupant l'hypogastre et la région de la fosse iliaque; quelquefois ces masses résistantes se trouvent en rapport immédiat avec la paroi abdominale, sous forme de plastron.

Le toucher vaginal est douloureux mais donne des renseignements précieux.

Le col utérin peut être dévié, fixé dans une position anormale, souvent appliqué contre la face postérieure du pubis par les annexes prolabées dans le cul-de-sac de Douglas. Les culs-de-sac vaginaux, rarement libres, sont d'ordinaire le siège d'un empâtement plus ou moins diffus, et il n'est pas rare de sentir, à leur niveau, des nodosités irrégulières indiquant les flexuosités des trompes dilatées et prolabées. Le toucher vaginal, combiné au palper abdominal, pourra permettre de saisir, entre les deux mains, les masses néoformées et douloureuses de salpingite et de périsalpingite tuberculeuses.

Le toucher rectal, que l'on néglige assez souvent, sera un moyen précieux pour explorer les annexes tombées dans le Douglas.

Chez les vierges, surtout, il pourra suppléer au toucher vaginal.

Enfin, l'examen au spéculum, qui dans toute salpingo-ovarite quelle qu'en soit la nature, ne doit venir qu'en dernier lieu et comme un supplément d'information dont le clinicien doit savoir se passer, a pu révéler, dans quelques cas infiniment rares, un écoulement séro-purulent se produisant par l'orifice utérin au moment où une main abdominale comprimait la région des ovaires. C'est le signe de Routier. L'examen microscopique du liquide serait d'un précieux secours pour le diagnostic, mais ce symptôme est trop rare pour qu'il soit permis d'y compter.

Les *symptômes généraux* sont ici particulièrement importants, et l'on comprend combien ils doivent être accentués, si l'on songe que ces malades sont à la fois des utérines et des tuberculeuses ; la résorption du pus ne fera donc que s'ajouter à des causes qui expliquaient déjà largement la déchéance de l'état général. La fièvre est habituelle ; elle présente de grandes oscillations à maximum vespéral ; le pouls est en rapport, et souvent même plus fréquent que ne semble l'indiquer la température; des sueurs ne tardent pas à apparaître, surtout le soir ou la nuit ; des palpitations surviennent, souvent très pénibles, enfin un amaigrissement, qui s'accentue tous les jours, viendra encore affirmer la nature tuberculeuse de la maladie. En même temps, des troubles dyspeptiques, dont on sait l'importance chez toutes les malades dont l'appareil génital est lésé, viennent accentuer la dénutrition; le visage, pâli, prend un air de souffrance et d'abattement, et c'est souvent à ce moment que le bacille de Koch se généralise ou fait des localisations secondaires, et que les malades meurent de granulie, de tuberculose pulmonaire, péritonéale ou méningée.

ÉVOLUTION

La tuberculose des annexes est très variable dans sa durée, son allure clinique, son mode de terminaison. La division du précédent chapitre en cas latents, aigus et chroniques, nous indique déjà quelle est son évolution possible. Toutefois, l'on peut affirmer qu'elle affecte généralement une marche chronique à poussées aiguës.

Après un début dont nous connaissons la marche insidieuse, la maladie ne se traduisait que par des douleurs dans le bas-ventre avec très pénible irradiation dans les régions lombaire ou sacrée lorsque sous l'influence d'une fatigue, d'un surmenage quelle qu'en soit la nature, éclate brusquement une crise de pelvi-péritonite avec symptômes généraux alarmants. Ce paroxysme s'amende au bout de quelques semaines, mais il a donné un coup de fouet à la maladie ; les douleurs deviennent plus vives, plus persistantes ; l'amaigrissement s'accentue et la malade s'achemine vers la cachexie. Mais il est aussi des circonstances qui apportent une sédation momentanée des symptômes; c'est l'ouverture spontanée des collections purulentes qui, en évacuant leur contenu caséeux ou purulent, supprime la résorption septique qui se faisait à leur niveau. C'est souvent dans le rectum que s'ouvrent les poches tuberculeuses, et alors les malades émettent, quand elles sont à la selle, des quantités considérables de pus — d'autres fois, c'est par le vagin que se fait l'évacuation.— Enfin, nous avons pu relever des cas où les communications s'établissaient avec la vessie, ou directement avec l'extérieur par la région inguinale. Quel que soit le siège de l'orifice, le trajet se fistulise d'ordinaire et permet le drainage de la cavité pour un temps plus ou moins long.

Mais l'amélioration qui en résulte n'est que temporaire, car la fistule se ferme facilement et son oblitération ramène les phénomènes douloureux.

Tout cela dure quelques mois ou quelques années, pour aboutir, presque toujours, à une issue fatale. Est-ce à dire que la guérison spontanée ne s'observe jamais? Il est probable que bien des cas ont une évolution latente, restent ignorés et guérissent; l'évolution, en effet, peut se faire vers la transformation fibreuse qui limitera les dégâts ; il est évident qu'une hygiène rigoureuse favorisera cette transformation. Mais, le plus souvent, c'est par la mort que se termine la tuberculose des annexes; la malade peut succomber à la cachexie tuberculeuse avec dégénérescence amyloïdes des viscères, elle peut réaliser de la septicémie par infection secondaire de ses collections fistulisées, ainsi qu'il advient souvent de tout abcès froid ouvert à l'extérieur; mais généralement elle est emportée par la tuberculose généralisée, la phtisie pulmonaire ou la péritonite tuberculeuse, qui sont parmi les complications, les plus fréquentes.

COMPLICATIONS

Nous ne ferons guère que les signaler, car elles font intimement partie du tableau clinique de l'affection, et nous avons eu trop souvent l'occasion de les énumérer dans les pages qui précèdent pour que nous insistions longuement ici. Elles consistent, presque uniquement, dans la localisation de la tuberculose en d'autres points de l'organisme. C'est ainsi que la tuberculose de l'utérus et des annexes est souvent en concomitance avec la salpingo-ovarite bacillaire et peut servir de point de départ.

La péritonite tuberculeuse est à peu près constante et peut servir, comme la tuberculose pulmonaire ou méningée, d'épisode terminal à la maladie que nous étudions.

Signalons enfin la phlébite des membres inférieurs, moins fréquente, que nous avons retrouvée dans plusieurs observations de Joly et de Dalché.

DIAGNOSTIC

La tuberculose des annexes présente, comme on le voit, des symptômes nombreux et importants, mais la complexité même de son allure clinique la rendra très souvent difficile à dépister ; cependant le clinicien aura quelques données qui lui permettront, sinon toujours d'affirmer la nature tuberculeuse de l'affection, du moins d'en émettre l'hypothèse probable.

Deux questions sont à résoudre successivement :

1° *Il y a salpingo-ovarite.* — Ce point ne présente ici rien de spécial ; il relève de l'étude de la salpingo-ovarite en général. Il faudra éliminer, par conséquent, le phlegmon du ligament long, de l'hématocèle rétro-utérine, le phlegmon péri-utérin, la rétroflexion utérine; la pelvi-péritonite surtout donnera lieu à des difficultés de diagnostic, avec les crises aiguës de pelvi-péritonite que l'on peut constater au cours de l'annexite tuberculeuse.

2° *La salpingo-ovarite est de nature tuberculeuse.* — Cette détermination est difficile, car il faut ici éviter un double écueil : prendre l'annexite tuberculeuse pour une salpingo-ovarite banale, gonococcique ou streptococcique, méconnaître le point de départ tubo-ovarien, dissimulé qu'il peut être par la réaction du péritoine, envahi, lui aussi, par la tuberculose.

Eliminer d'abord la nature gonococcique de l'infection n'est pas chose facile ; l'on sait, en effet, que la femme peut contracter la blennorrhagie de bien des façons, et, si le coït est de beaucoup l'étiologie la plus fréquente, il ne faut pas oublier que le contact de linges ou de canules infectés se retrouve dans bien des cas.

Eliminer l'accouchement ou l'avortement est facile, quand la virginité de la femme ne peut être mise en doute, ou quand le début des accidents est fort éloigné de toute grossesse.

Mais rappelons-nous que l'infection des annexes par le gonocoque ou le streptocoque peuvent être des causes prédisposantes, ayant simplement préparé le terrain à l'invasion du bacille de Koch. Mais si l'on ne pousse pas les recherches plus avant, on pourra les considérer, à tort, comme l'unique cause, et méconnaitre la nature bacillaire de la maladie.

Deux signes cependant sont importants pour établir ce dernier point; c'est le ballonnement du ventre et l'ascite, sur lesquels insiste M. le Professeur Tédenat, et que nous avons plusieurs fois rencontrés dans diverses observations. Ils seront d'autant plus décisifs qu'ils traduisent ordinairement le début de l'envahissement du péritoine par la tuberculose. Nous en avons vu deux cas bien nets chez les malades qui font le sujet de nos observations. On ne songe pas assez à la tuberculose des annexes chez les femmes à gros ventre météorisé ou ascitique, souffrant au bas des reins et à l'hypogastre. Et M. le Professeur Tédenat nous citait l'exemple d'une femme, dont la lésion avait été prise pour une grossesse, pour un kyste du rein, et dont le diagnostic précis de tuberculose annexielle avait d'ailleurs demandé plusieurs séances. On songe au kyste de l'ovaire, à la cirrhose atrophique quelquefois, et ce sont les annexes qui se trouvent en cause. Dans une observation de Courty, le ballonnement du ventre laisse croire à une grossesse ; de même dans une observation de Joly, on pense à une appendicite.

Ces exemples montrent combien ce diagnostic est fertile en erreurs. Bien souvent, il faudra plusieurs examens répétés avant que l'on ait pu se faire une opinion. Du reste, l'évolution de la maladie sera un élément important de diagnostic. Encore est-ce quelquefois par exclusion que l'on arrivera à la nature tuberculeuse de l'affection. Et s'il nous est permis d'indiquer l'impression clinique qui nous semble se dégager de ce qui précède, nous ajouterons que l'on doit penser à la tuberculose des annexes, quand une femme, qui a d'abord souffert du bas-ventre et des reins, présente ensuite du ballonnement avec ascite, et amaigrissement progressif; il faudra alors s'attacher à rechercher la tuberculose pulmonaire, la pleurésie transdiaphragmatique sur laquelle insistait Laroyenne, les antécédents personnels et héréditaires. Les symptômes généraux viendront encore affirmer la nature tuberculeuse d'une maladie dont l'exploration vagino-abdominale avait déjà désigné le point de départ.

PRONOSTIC

La haute gravité de la maladie que nous étudions nous a été suffisamment indiquée par la marche et les modes de terminaison qu'elle peut affecter et dont nous avons déjà parlé.

Dans quelques cas, il est vrai, la maladie peut évoluer vers la guérison. Les cas d'évolution latente, où les lésions sont dévoilées par les hasards d'une autopsie, sont là pour le démontrer; même dans certains faits où la maladie s'était cliniquement révélée par des symptômes très nets, on a pu la voir guérir, comme rétrocèdent les tuberculoses épididymaire, funiculaire ou prostatique sous l'influence d'une hygiène rigoureuse et d'un traitement général bien compris. Mais c'est là l'exception, et la maladie, abandonnée à elle-même, aboutit presque toujours à la mort, soit par cachexie tuberculeuse, soit par généralisation, soit par localisation secondaire en un autre point de l'économie : poumon, péritoine, méninges le plus souvent. Mais la sévérité de ce pronostic est singulièrement atténué, si l'on considère la fréquente efficacité de l'intervention chirurgicale. Nous ne pouvons pas encore donner, comme définitivement acquises, les guérisons des deux malades dont nous donnons l'observation ; l'intervention dont elles ont été l'objet est de date encore trop récente, mais l'amélioration est indéniable. Au moment où l'opération fut décidée, l'ascite faisait tous les jours des progrès sensibles, les douleurs devenaient intolérables, l'amaigrissement croissant et la diminution des forces indiquaient assez que les malades allaient à grands pas vers la cachexie. Depuis l'intervention, leur état s'est complètement modifié. Les douleurs ont totalement disparu. L'appétit est revenu et les forces avec lui. Bien que les signes de bacillose pulmonaire n'aient pas progressé, ils semblent constituer la seule réserve que l'on doive apporter à l'évolution ultérieure de ces malades. De semblables résultats ne sont pas rares, et nous citerons seulement deux faits : l'un de Polaillon, l'autre de Walther, rapportés dans la thèse de Joly (pp. 89 et 91), où la péritonite généralisée que constata l'opérateur n'empêcha pas les malades de guérir complètement, après l'ablation des annexes.

TRAITEMENT

On voit donc, par ce qui précède, quelle est l'importance du traitement, dans l'affection qui nous occupe. Il pourra être médical ou chirurgical.

A. *Le traitement médical* ne nous arrêtera pas longtemps. Il visera surtout, en effet, les paroxysmes de pelvi-péritonite et les cas aigus de tuberculose des annexes. Il aura, comme agents, le repos, la glace sur le ventre, l'opium à l'intérieur, la compresse mouillée de Priesnitz ; mais il ne faudra guère s'attarder à ces moyens décongestifs et analgésiques, car, s'ils peuvent calmer des symptômes aigus, ils sont incapables de s'attaquer à la cause ; aussi l'annexite tuberculeuse est-elle presque toujours justiciable du traitement chirurgical.

B. *Le traitement chirurgical* trouve donc son indication, ainsi que le déclare Polaillon, au Congrès français de chirurgie (octobre 1889), dans ce fait que la tuberculose des annexes ne guérit pas spontanément. On s'en convaincra facilement. si l'on veut songer que, d'une part, le traitement curatif de toute salpingite doit avoir pour but de supprimer les annexes malades ; d'autre part, on sait que toute tuberculose locale doit être traitée comme une tumeur maligne et extirpée complètement quand la région permet d'enlever le mal dans sa totalité. Il y aura donc double indication à faire l'ablation des annexes tuberculeuses.

Toutefois, l'opération sera plus malaisée quand l'inflammation annexielle sera de nature tuberculeuse, car les adhérences peuvent rendre la décortication très laborieuse. C'est surtout Hégar, de Fribourg, qui a été le promoteur de cette intervention ; la plupart des chirurgiens l'ont suivi.

Quelle voie devra-t-on suivre pour atteindre les annexes tuberculeuses ?

Il semble que, dans le cas qui nous occupe, comme dans toute salpingite, la voie vaginale doive être préférée, quand l'intervention est possible par là. Aussi est-ce par le vagin que l'on devra passer, quand les lésions sont peu avancées, quand il n'y a pas de péritonite tuberculeuse localisée trop ancienne, avec des adhérences au loin, ou quand une péritonite tuberculeuse localisée n'est pas, par elle-même, une indication à la laparotomie.

Dans ces derniers cas, on choisira la voie abdominale.

Nous n'avons pas à indiquer ici la technique. Disons seulement qu'il faudra procéder à une décortication prudente de la trompe et de l'ovaire, en faire l'ablation et drainer la cavité péritonéale. Dans les cas assez fréquents où le péritoine est envahi par la tuberculose, on pourra, ainsi que nous l'avons vu faire, deux fois, à M. le professeur Tédenat, laver cette séreuse à l'eau oxygénée ; il se fait, dans ce cas, un abondant dégagement gazeux qui équivaut, sans doute, aux insufflations d'air dans les péritoines tuberculeux, préconisées par Mosetig Moorhof, de Vienne (1892), Folet, de Lille (1894), Gangolphe, de Lyon (1896), etc. Dans un cas, M. le professeur Tédenat a laissé, dans le péritoine, environ trois quarts de litre d'eau oxygénée dédoublée, qui ont, d'ailleurs, été bien supportés.

Existe-t-il des contre-indications à l'ablation des annexes tuberculeuses après la laparotomie ?

La péritonite bacillaire ne saurait arrêter le chirurgien ; bien au contraire, puisqu'elle peut, elle-même, trouver bénéfice à l'opération.

La tuberculose pulmonaire, tant qu'elle n'a pas atteint la phase des cavernules, ne doit pas priver le malade du bienfait possible d'une opération, car la suppression d'un foyer tuberculeux ne peut qu'être favorable au rétablissement de la santé générale et à la lutte de l'organisme.

Toutefois, on devra s'abstenir, ainsi que le conseille Marc Ardle, quand le poumon est trop profondément atteint et ne permet pas de compter sur une longue survie. La cachexie, on le comprend, sera une autre contre-indication absolue.

Les résultats de l'intervention chirurgicale sont des plus encourageants, et ils sont d'autant plus favorables que l'opération a été plus précoce.

Les cas de Hégar, de Hermann, de Walter, de Polaillon, de Lucas Championnière, de Routier, pour ne citer que quelques noms, sont là, pour montrer quels bénéfices les malades peuvent retirer de l'ablation des annexes malades.

Enfin, la complète guérison des malades sera favorisée par le traitement général, sur lequel nous n'avons guère à insister.

Le séjour à la campagne, l'exercice modéré au grand air, les reconstituants, l'huile de foie de morue, les bains alcalins, les bains de mer, en feront les frais, et pourront, en modifiant le type nutritif de ces malades, détourner d'eux les menaces de tuberculose.

Première Observation.

(Recueillie dans le service de M. le Professeur Tédenat).

B. E., 29 ans, ménagère, entre à l'hôpital (salle Desault, n° 5), le 14 janvier 1901, parce qu'elle souffre du ventre.

Début. — Il y a 10 mois, sans cause apparente, par une douleur sourde, mais continuelle, siégeant dans le bas-ventre, surtout du côté droit, avec irradiation très vive au bas des reins. Cette douleur s'exagérait par les mouvements, la marche, prenait une grande intensité si la malade faisait un faux pas, mais se calmait la nuit et par le repos.

La malade n'a pas cessé d'être régulièrement réglée, avec quelques douleurs à chaque époque menstruelle, mais les pertes blanches qu'elle avait, à un très léger degré déjà avant la maladie, sont devenues plus abondantes depuis le début des accidents actuels. En même temps, elle a éprouvé des maux de tête violents et assez fréquents.

Etat actuel. — Les douleurs dans le bas-ventre persistent, un peu plus violentes à droite. L'appétit est assez bon et la digestion se fait assez bien ; elle a été très constipée il y a quelques mois. Elle tousse un peu au moment de ses règles, crache en jaune, mais n'a jamais eu d'hémoptysie.

Depuis 7 à 8 mois, palpitation de cœur à l'occasion d'une fatigue.

Dort bien la nuit, n'urine pas plus souvent que d'habitude ; pas de douleur à la miction.

Antécédents héréditaires. — Père en bonne santé, mère morte de pleurésie.

Antécédents personnels. — Se porte assez bien ordinairement. Réglée à 17 ans, durée des règles 4 à 5 jours, abondantes, bien rouges. Mariée il y a 26 mois. Croit avoir eu un avortement de 2 mois, il y a 16 mois.

Examen. — Abdomen plat, maigre, un peu douloureux à la pression, surtout dans la fosse iliaque droite. Vulve normale, vagin normal ; au toucher on sent que le col regarde en avant.

Les culs-de-sac sont tendus, sauf le cul-de-sac antérieur.

Dans le cul-de sac postérieur, on sent en arrière du col des nodosités plus marquées à gauche, peu mobiles, paraissant être des duplicatures de la trompe. Utérus nettement en rétroversion et très fixé.

Au sommet droit, expiration prolongée et rude. Premier bruit du cœur prolongé aussi. Pas de fièvre. Pouls : 92.

On pense à une tuberculose tubo-ovarienne.

Traitement au 15 janvier : 1° Injections chaudes au lysol deux fois par jour ;

2° Compresse froide de Priessnitz sur l'abdomen ;

3° Décoction de quinquina arseniée.

18 janvier. La compresse de Priessnitz a beaucoup calmé les douleurs. L'appétit est bon, la malade se lève, mais souffre un peu pour marcher. On lui prescrit le repos absolu.

29. Les règles sont arrivées à leur heure, assez douloureuses

13 février. Souffre beaucoup dans les reins. Les pertes blanches sont peu abondantes, mais continuelles. Le ventre se ballonne ; la matité de la région des flancs indique une certaine quantité d'épanchement ascitique.

16. Le pouls de la malade décline, l'appétit se perd. L'intervention est décidée.

21. Opération. Après anesthésie au mélange de chloroforme éther, incision sous-ombilicale de 12 centim. environ. Les muscles de la paroi abdominale sont amincis et pâles; le péritoine, au contraire, est très épaissi, son tissu est grisâtre, fragile ; on craint des adhérences intestinales au péritoine, et M. le professeur Tédenat rompt le péritoine d'un coup de doigt. Il sort environ un verre ordinaire de liquide ascitique, mêlé d'un peu de sang, et l'intestin apparaît recouvert de granulations tuberculeuses, dont le volume varie de celui d'une tête d'épingle à celui d'un pois chiche. Tout le péritoine en

est recouvert; en certains points, elles semblent confluentes, surtout vers le petit bassin. L'utérus est gros, recouvert de tubercules plus volumineux qui, sur les annexes, atteignent la dimension d'une petite noisette. La trompe et les ovaires, prolabés dans le Douglas, et absents aux organes voisins, présentent des lésions manifestement plus avancées qu'en tout autre point.

Les annexes sont respectées en raison des lésions tuberculeuses avancées et généralisées à tout le péritoine. Nettoyage de la cavité avec une compresse sèche aseptique, puis avec une gaze iodoformée. On verse dans le péritoine près d'un demi-litre d'eau oxygénée dédoublée, puis on éponge légèrement la surface péritonéale avec des compresses imbibées d'eau oxygénée. Suture des plaies musculaires par un surjet double au catgut. La peau est suturée au fil métallique.

Le soir. La malade a souffert toute la journée du ventre, n'a pas vomi Pouls 88, assez petit ; temp. 37°4.

22. A souffert la nuit, malgré piqûre de morphine. Pouls 108 : temp. 38°2, n'a pas vomi.

Le soir. Pouls 128 ; temp. 39°1 ; a vomi plusieurs fois, mais le ventre est peu ballonné et peu douloureux.

23. Les douleurs disparaissent. Pouls 104 le matin, 140 le soir : temp. 38° le matin, 38°5 le soir. La malade a bon faciès. Purgée aujourd'hui.

24. Souffre de moins en moins. Pouls 116 le matin, 132 le soir ; temp. 39°2 le matin, 38°8 le soir.

25. Se sent mieux ; a bien dormi cette nuit Le pouls est encore fréquent (140) ; la température baisse, 37°8.

27. Va de mieux en mieux, ne souffre pas beaucoup.

1er mars. Premier pansement. Un peu de sécrétion purulente verdâtre. On enlève 3 fils.

13. La suppuration disparaît peu à peu et l'état général

s'améliore de jour en jour, la malade se sent très bien ; elle tousse un peu, mais les lésions pulmonaires n'ont pas fait de progrès sensible depuis qu'elle a été opérée.

22. L'amélioration s'accentue ; la malade peut se lever ; l'appétit est bon ; les douleurs ont complètement disparu ; la plaie est à peu près cicatrisée.

Observation II

(Recueillie dans le service de M. le Professeur Tédenat).

T..., 25 ans, entre à l'hôpital (salle Desault, n° 9) le 15 janvier 1901, parce qu'elle souffre du ventre.

Début — Il y a 4 à 5 mois, c'est-à-dire un mois ou deux après un accouchement qui s'était effectué normalement ; la malade éprouve à cette époque une douleur qui prédomine dans la fosse iliaque gauche avec irradiations très pénibles dans les régions lombaire et sacrée. La douleur s'est généralisée à tout le ventre quelques semaines après le début, et depuis deux mois le volume du ventre a augmenté.

Les règles étaient normales, comme apparition et comme durée, avant l'accouchement; elles sont complètement supprimées depuis l'accouchement, car elle allaite son petit. Jamais de leucorrhée.

Etat actuel. — Des douleurs persistent, violentes surtout dans le bas-ventre et les flancs ; le ventre est très ballonné et l'on songerait à un très volumineux kyste de l'ovaire, si la percussion ne révélait du tympanisme. Les flancs restent sonores, l'appétit est assez conservé, pas de vomissements ; un certain degré de constipation; ne souffre pas en urinant, mais les mictions sont un peu plus fréquentes que d'habitude ; la malade, en effet, se lève deux fois la nuit pour uriner. Pas de toux, mais au sommet droit l'inspiration est rude et l'expiration un peu longue.

Antécédents héréditaires. — Pas de bacillose nette : un enfant de 3 ans et un de 6 mois, tous deux bien portants ; pas de fausses couches.

Antécédents personnels. — Aucune autre maladie qu'un phlegmon de la main, il y a cinq mois.

Examen. — Utérus en flexion et rétroversion légère. Dans le cul-de-sac postérieur, on trouve une masse constituée par les annexes tombées dans le cul-de-sac de Douglas, fixées par des adhérences et sensibles à la pression ; à gauche, on sent l'ovaire volumineux.

On pense à de l'annexite tuberculeuse.

Traitement au 15 janvier: Tampons vaginaux à l'ichthyol, alternés avec des injections chaudes. — Décoction de quinquina arseniée. — 2 pilules de Blaud par jour.

5 février. La malade continue à souffrir. Les pansements ont eu peu d'effet ; le ventre a un peu augmenté de volume. le ballonnement persiste, mais il s'est fait de l'ascite.

20. Les douleurs persistent. La perception de flot ascitique est très nette ; des frottements ont apparu à la base des deux plèves et dénotent de la pleurésie sèche ; le pouls est à 96°. Pas de température.

Analyse des urines du *27 février* : Quant. : 900. Dens. : 1.024. Réaction alcal. Urée : 19,50 par litre. Gluc. : 0. Alb : 0.

L'opération est décidée.

Opération le 28 février. — Anesthésie à l'éther.

Incision sous-ombilicale de 10 centimètres environ. Les muscles de l'abdomen sont amincis et pâles ; le tissu cellulaire sous-péritonéal est épaissi. Dès que le péritoine est incisé, il s'échappe 6 à 8 litres de liquide ascitique, légèrement verdâtre. L'intestin, distendu, est recouvert de néoplasies tuberculeuses très abondantes, de la dimension moyenne d'une lentille ou d'un pois ; ces granulations, surtout abondantes dans le petit bassin, recouvrent complètement les organes génitaux internes ; les trompes et les ovaires sont tombés dans le Douglas et fixés par des adhérences. Le péritoine est lavé à l'eau oxygénée dédoublée ; on en laisse environ 3/4 de litre dans le ventre, où elle dégage une considérable quantité de gaz.

Suture par un surjet au catgut ; suture de la peau au fil métallique. Pansement sec.

Le soir : la malade a souffert un peu du ventre, qui est ballonné, sonore ; soif, pas de vomissements, temp. de ce soir : 39°4, pouls : 120, petit, régulier. La malade ne va pas mal. On lui injecte 1 milligr. de strychnine.

1er mars. Nuit assez bonne, souffre moins, a vomi deux fois la nuit.

La malade, moins pâle, cause bien, a bonne mine.

Pouls : 120, le matin, 132, le soir. Temp. : 38°4 le matin, 39°6 le soir.

2. Nuit bonne, n'a pas vomi, bonne mine, ne souffre pas. Purgée ce matin. La température et le pouls diminuent.

3. A bien dormi ; hier, selles nombreuses.

4. Souffre un peu du ventre, un peu de constipation, un lavement.

6. *Premier pansement.* — Légère suppuration autour de 2 fils de la région pelvienne ; le reste de la plaie va bien ; le soir, la malade se sent soulagée.

8. *Deuxième pansement.* — On enlève les fils ; le pus a presque complètement disparu.

14. La malade souffre très peu, elle mange bien, mais elle sue beaucoup la nuit (1/4 de milligr. d'atropine).

19. La plaie a bon aspect, la malade se sent bien, les forces reviennent peu à peu.

22. Les douleurs ont disparu, la malade mange bien, la plaie est à peu près cicatrisée.

CONCLUSIONS

1° La tuberculose des annexes est plus fréquente qu'on ne le pense généralement et peut reconnaître pour cause les rapports sexuels ;

2° Les douleurs dans le bas-ventre, les régions sacrée et lombaire, *qui sont des symptômes annexiels, précédant le* météorisme et l'ascite, qui sont des symptômes de réaction *péritonéale, feront penser à cette maladie* ;

3° Le diagnostic, qui peut être très difficile, se fera surtout après les symptômes précédents et par l'élimination des antécédents d'infection puerpérale ou gonococcique ;

4° La mort en est la terminaison habituelle, et se fait par prorogation de la tuberculose au péritoine, ou au poumon, ou par généralisation de la tuberculose à tout l'organisme ;

5° La guérison est assez fréquente après laparotomie et ablation des annexes.

BIBLIOGRAPHIE

Brouardel. — De la tuberculose des organes génitaux de la femme (Th. de Paris, 1865).

Courty. — Traité pratique des maladies de l'utérus (1881).

Dalché. — De l'ovarite (Th. de Paris, 1885).

Daurios. — De la tuberculose de l'appareil génital de la femme (Th. Paris, 1889).

Delbet. — Des suppurations pelviennes (Paris, 1891).

De Massia. — Des salpingo-ovarites tuberculeuses (Th. Paris, 1891).

Fernandez. — Tuberculose des organes génitaux de la femme (Th. de Paris, 1899).

Fernet. — Soc. médic. des hôpitaux (7 janvier 1885).

Joly. — De la tuberculose primitive des annexes de l'utérus (Th. Paris, 1898).

Landouzy et Martin. — Sur quelques faits expérimentaux relatifs à *l'histoire de l'hérédité de la tuberculose (1885)*.

Lawson-Tait. — Traité clinique des maladies des femmes (1891).

Polaillon. — Bull. de la Soc. de chirurgie (XVI).

Pozzi. — Gynécologie (1892).

Munaret. — De la tuberculose primitive des ovaires (Th. de Lyon, 1899).

Terrillon. — Ovarites et salpingites (1891).

Verchère. — Les portes d'entrée de la tuberculose (Th. de Paris, 1883).

Verneuil. — Des lésions des organes génitaux chez les tuberculeuses (Th. de Paris, *1880*).

SERMENT

En présence des Maîtres de cette Ecole, de mes chers Condisciples et devant l'effigie d'Hippocrate, je promets et je jure, au nom de l'Être Suprême, d'être fidèle aux lois de l'honneur et de la probité dans l'exercice de la Médecine. Je donnerai mes soins gratuits à l'indigent et n'exigerai jamais un salaire au-dessus de mon travail. Admis dans l'intérieur des maisons, mes yeux ne verront pas ce qui s'y passe; ma langue taira les secrets qui me seront confiés et mon état ne servira pas à corrompre les mœurs ni à favoriser le crime.

Respectueux et reconnaissant envers mes maîtres, je rendrai à leurs enfants l'instruction que j'ai reçue de leurs pères.

Que les hommes m'accordent leur estime si je suis fidèle à mes promesses.

Que je sois couvert d'opprobre et méprisé de mes confrères si j'y manque.

www.ingramcontent.com/pod-product-compliance
Lightning Source LLC
LaVergne TN
LVHW050436160826
845677LV00002BA/724

* 9 7 8 2 3 2 9 6 7 9 3 1 0 *